$T d \overset{51}{52}$

THÉORIE

DES

ENDÉMIES, ÉPIDÉMIES, TYPHUS, etc.,

D'APRÈS

CHARLES-VICTOR DE BONSTETTEN,

CONFIRMÉE PAR L'EXPÉRIENCE DU CHOLÉRA ASIATIQUE.

Quelle insolence ! les mortels osent accuser les Dieux ! ils leur reprochent d'être les auteurs des maux qui leur arrivent, et ce sont eux-mêmes qui, par leur folie, se précipitent dans des malheurs qui ne leur étaient pas destinés.

HOMÈRE, *Odyssée*, trad. par Dacier, liv. I.

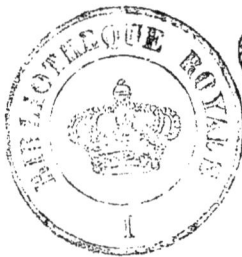

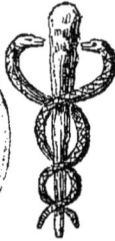

MONTPELLIER,

CHEZ TOUS LES LIBRAIRES.

1837.

MONTPELLIER, IMPRIMERIE DE VEUVE RICARD, PLACE D'ENCIVADE, 3.

A MESSIEURS

LES PROFESSEURS ET DOCTEURS

DE LA FACULTÉ DE MÉDECINE DE MONTPELLIER.

SERA-T-IL *permis à un profane de vous dédier cet opuscule médico-philosophique ? — Pourquoi non ? La philanthropie ne vous préoccupe-t-elle pas autant que la science ? Si la sagesse captive vos esprits, la vertu n'est-elle pas dans vos cœurs ? Tout ce qui peut contribuer à l'amélioration du sort de l'homme ici-bas, n'est-il pas l'objet de vos investigations savantes, mo-*

rales aussi bien que physiques ? A ce titre, vous le lirez certainement. — Ah ! sans doute, il serait indigne de fixer un instant votre attention, s'il était exclusivement mon œuvre ; mais il a pour but de vous soumettre la théorie d'un philosophe célèbre, sur l'origine, la propagation et les moyens préservatifs des endémies, épidémies, typhus et autres maux analogues qui affligent l'humanité.

Je n'ai à m'attribuer que l'application de cette judicieuse théorie à un fléau redoutable et nouveau en Europe, où il exerce successivement ses affreux ravages sur sa surface entière. Je crois pouvoir certifier que l'expérience a prononcé, dans cette mémorable circonstance, son jugement souverain, en conformité de celui de Charles—Victor de Bonstetten, après un laps de temps considérable, écoulé depuis qu'il a publié l'écrit où il l'a consigné.

Certainement, si le Voyage dans le Latium était un ouvrage de médecine, je n'aurais point songé à reproduire l'opinion si remarquable de son auteur, sur un sujet aussi important. Ce qui m'engage à lui donner une nouvelle publicité, c'est que sa théorie des endémies, épidémies, typhus, etc., échapperait probablement à l'attention des Facultés de médecine, et qu'elle

ajoute un beau fleuron à la gloire d'un génie trans-
cendant. Elle pourrait s'en passer, il est vrai; mais
en lui rendant ce juste hommage, c'est surtout à l'humanité éplorée et terrifiée par les ravages inouïs du
fléau moderne, que je désire être utile.

Daignez donc, Professeurs et Docteurs, si justement
renommés, seconder mes vues : s'il a quelque prix,
tant minime soit-il, prenez sous votre égide cet opuscule par cette considération. Jouissant de cet honneur,
assurément ma faible coopération atteindra inévitable-
ment le but que je me suis proposé.

Mais, Messieurs, quels regrets n'éprouvé-je pas
qu'une fatale destinée le prive de l'appréciation de feu
Delpech, votre collègue, de si illustre mémoire, qui
s'était si généreusement et spécialement dévoué à étu-
dier et combattre les atteintes mortelles du choléra
asiatique !

Ah ! puissent, son bel exemple, son noble caractère,
ses grands talents et ses aimables vertus, ne jamais cesser
de trouver des émules honorables et consolateurs pour
l'humanité, parmi ces nombreux élèves à qui vous
transmettez et interprétez avec tant de zèle et de succès
les préceptes de l'oracle de Cos ! C'est le vœu sincère
que fait un étranger, qui a voué à l'art d'Hippocrate,

à vos personnes et à cette heureuse cité, sa haute estime, ses affections et son dévouement.

Votre très-humble serviteur,

D. DUNANT,
Citoyen de Genève.

Montpellier, le 15 Janvier 1837.

THÉORIE

DES

ENDÉMIES, ÉPIDÉMIES, TYPHUS, etc. ;

D'APRÈS CHARLES-VICTOR DE BONSTETTEN.

La philosophie ancienne avait déjà proclamé, par l'organe du premier et plus illustre des poètes de la Grèce, que l'homme est l'auteur de la plus grande partie des maux qui l'affligent, ou du moins qu'il les doit à son insouciance, à son imprévoyance.

La philosophie contemporaine adopte l'antique oracle, et le cours des âges n'a fait que confirmer, que donner plus de force, de développement et d'évidence à cette vérité, devenue ainsi incontestable et, je crois, incontestée. Mais, hélas! si elle commence à porter

quelques fruits , qu'ils sont encore rares et peu sa-
voureux !

Après Homère , dont la sage et profonde sentence
est à la fois l'épigraphe et le résumé de cet opuscule,
Volney a ainsi apostrophé le genre humain :

« Jusques à quand l'homme importunera-t-il les
cieux d'une injuste plainte ? jusques à quand , par de
vaines clameurs , accusera-t-il le *sort* de ses maux ?
Ses yeux seront-ils donc toujours fermés à la lumière, et son cœur aux insinuations de la vérité et
de la raison ? Elle s'offre partout à lui , cette vérité
lumineuse , et il ne la voit point ! Le cri de la raison
frappe son oreille et il ne l'entend pas !

» Race perverse et hypocrite ! ah ! c'est fausse-
ment que vous accusez le sort et la divinité ! c'est
à tort que vous rapportez à Dieu la cause de vos
maux ! Si ces lieux sont désolés, si ces murs , ces
colonnes , ces temples sont renversés , est-ce Dieu qui
en a causé la ruine , qui a porté le fer dans la ville
et le feu dans la campagne , ou bien la main de
l'homme ? Et lorsqu'après la dévastation des récoltes,
la famine est survenue , est-ce la vengeance de Dieu
qui l'a produite , ou la fureur insensée de l'homme ?
Lorsque , dans la famine , le peuple s'est repu d'aliments immondes , *si la peste a suivi*, est-ce la colère
de Dieu qui l'a envoyée, ou l'imprudence de l'homme ?
Lorsque la guerre , la famine et la peste ont mois-
sonné les habitants , si la terre est restée déserte, est-
ce Dieu qui l'a dépeuplée ? Est-ce son avidité qui

pille le laboureur, ravage les champs producteurs
et dévaste les campagnes, ou est-ce l'avidité de ceux
qui gouvernent? Est-ce son orgueil qui suscite les
guerres homicides, ou l'orgueil des rois et de leurs
ministres? Est-ce la vénalité de ses décisions qui ren-
verse la fortune des familles, ou la vénalité des or-
ganes des lois? Sont-ce, enfin, ses passions qui, sous
mille formes, tourmentent les individus et les peuples, ou sont-ce les passions des hommes? Et, *si
dans l'angoisse de leurs maux, ils n'en voient pas les
remèdes*, est-ce l'ignorance de Dieu qu'il en faut in-
culper, *ou leur ignorance?* Cessez donc, ô mortels,
d'accuser la fatalité du sort ou la divinité! Non,
non; la source des calamités humaines n'est point
reculée dans les cieux; elle est sur la terre, près de
l'homme, en lui-même. »

Eh bien! ajouterai-je, lorsque l'homme s'est en-
tassé imprudemment dans des habitations exhaus-
sées, accumulées sur un sol trop étroit, malsaines,
et privées de la libre circulation de l'air, ou dans
des hôpitaux, des couvents, des prisons et des ca-
sernes; lorsqu'il croupit dans la malpropreté, dans
une atmosphère épaisse, viciée, méphitique; lorsqu'il se nourrit mal, ou sans égard aux préceptes
de l'hygiène; lorsqu'il se livre aux excès de l'intempérance; lorsqu'il s'expose imprudemment aux intempéries des saisons, s'il survient dans ces circonstances, un fléau tel que le choléra, la force de son
virus prendra une extension indéfinie; il se propa-

gera rapidement dans les grandes cités , parmi les populations agglomérées , et devenant bientôt excentrique de ce foyer primitif, principal et aléatoire , il envahira les campagnes voisines , s'étendra et portera au loin , dans d'autres contrées , ses ravages homicides. Certes , ne devront–ils pas être attribués à l'incurie , à l'imprudence des citoyens , à la vicieuse organisation sociale , à l'apathie administrative ? *Ce sont donc bien , comme a dit Homère, les hommes eux-mêmes qui se précipitent dans des maux qui ne leur étaient pas destinés.*

Le dernier des philosophes qui ont porté leur perspicacité sur l'origine des fléaux qui affligent l'humanité , avant qu'il fût question du choléra asiatique , c'est mon honorable concitoyen, *Charles–Victor De* BONSTETTEN. Il n'est plus , cet homme célèbre ; mais son génie, ses œuvres lui survivent !

Pendant sa longue carrière , Bonstetten fut un type fort rare de beau idéal intellectuel et de perfection humaine. Issu d'une des illustres familles patriciennes de Berne , mais affectionnant Genève , par les rapports de goûts, de sentiments et de mœurs qu'il y trouva généralement avec les siens propres, parmi ses habitants , il y passa la dernière période de sa vie , et parvint à une extrême vieillesse. C'est dans ma patrie qu'il publia ses plus importants écrits : il vécut , mourut Genevois. Aussi la Société des Arts s'est–elle empressée d'orner de son buste en marbre le musée national, afin de témoigner par ce rare honneur la reconnaissance publique pour ce grand concitoyen adoptif.

Bonstetten peut, à juste titre, être assimilé à ces grands philosophes que l'ancienne république de Genève vit jadis fleurir dans son sein, à l'éloge desquels on ne peut rien ajouter lorsqu'on a dit qu'ils furent réellement éminents par l'élévation de leurs sentiments, la profondeur de leurs pensées, et la pratique des plus honorables vertus; et qu'ils l'emportent sur ceux de la Grèce, non pour la théorie, les systèmes, le génie, mais bien certainement pour l'esprit religieux, l'étendue des lumières et la moralité, c'est-à-dire pour le mérite personnel, l'estime qu'ils se sont acquise.

Bonstetten était, on ne peut en douter, de l'avis du divin Homère, qui fait tenir à Jupiter, dans le conseil des Dieux, ce langage : « Quelle insolence ! les mortels osent accuser les Dieux ! ils leur reprochent d'être les auteurs des maux qui leur arrivent, et ce sont eux-mêmes qui, par leur folie, se précipitent dans des malheurs qui ne leur étaient pas destinés. »

J'ouvre le *Voyage dans le Latium*, aujourd'hui la campagne de Rome, et je lis, page 193 : « Quelques cents lieues quarrées du plus beau pays du monde, dans le centre duquel se trouve une ville riche et peuplée de cent cinquante mille âmes, est sans cultivateurs et presque sans habitants, car la peste, la famine et la mort les moissonnent habituellement; et ce Latium, si fameux par ses ruines et

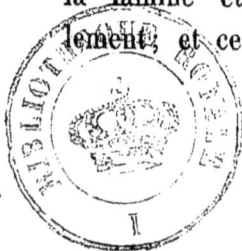

les grands souvenirs, ne sera bientôt plus qu'un vaste monument de la misère des temps modernes. »

L'auteur attribue les ravages de la fièvre putride endémique des États-Romains, non au mauvais air qui s'exhale des marais Pontins, mais *uniquement à des miasmes physiques et moraux bien plus perfides;* et c'est en cela qu'il fait preuve de la plus grande sagacité.

« Le mauvais air de Rome, *dit-il*, connu sous le nom de *cattiva aria*, est un phénomène encore peu connu. Il n'y a pas une place de la campagne de Rome qui n'ait été habitée une fois, puisque, dans les marais Pontins même, il y avait jadis vingt-trois villes. Il semble qu'on en peut inférer qu'il n'y a pas un lieu, dans cette plaine empestée de Rome, qui n'ait été salubre autrefois. On n'aperçoit, dans l'histoire ancienne du Latium, aucune trace de mortalité causée par l'insalubrité. »

Remarquons ici qu'on peut attribuer à l'usage des bains, et à l'extrême propreté des *anciens* Romains, *des Romains seuls dignes de ce nom*, leur exemption des ravages épidémiques. Et qu'on n'objecte pas que les Turcs, malgré leurs fréquentes ablutions, sont habituellement victimes du fléau de la peste, puisqu'il est prouvé qu'ils le doivent à l'influence de leurs opinions religieuses, de l'Islamisme lui-même, qui, consacrant le dogme de la fatalité, les empêche de se prémunir contre un mal qui se communique principalement par le contact, et qui est alimenté par l'absence de toute mesure de police. Cela est si vrai, que les journaux annonçaient que ce n'est que lorsqu'il mourait, à Constantinople, environ mille personnes par jour, à la fin de Novembre dernier, que l'autorité a fait fermer la halle où l'on vend, habituellement et publiquement, les hardes et effets des pestiférés qui ont succombé.

Thucidide rapporte comme un fait inouï dans l'histoire de la Grèce, et digne d'en remplir un chapitre, les ravages de la *fameuse* peste d'Athènes. Si donc ce fléau est devenu endémique à Constantinople, n'est-ce pas à des causes modernes qu'il faut l'attribuer, tout comme la fièvre putride de Rome et de sa campagne, jadis si salubre.

J'ai dit que c'était l'Islamisme qui propageait la peste en Turquie : le document qui suit en est une preuve officielle et bien évidente :

Extrait de la Gazette de France du 30 *Décembre* 1836.

« *Constantinople*, 1ᵉʳ *Décembre*. — Le Sultan, consterné des progrès effrayants de la peste, a convoqué un Divan extraordinaire auquel assistaient le Scheik-Islam (*chef de la loi*), tous les Ulémas et les ministres. Après les prières d'usage, le Sultan, après avoir fait le tableau affligeant des maux effroyables qui accablent les habitants de la capitale, a demandé pourquoi elle était exclusivement ravagée par la peste, tandis que le reste de l'Europe était exempt de ce fléau. Les Ulémas ont répondu que l'Europe avait adopté des *lois sanitaires qui étaient défendues par le Coran*. Alors le Sultan a ordonné au Scheik–Islam de citer les passages du Coran qui traitaient de la contagion de la peste. Sur la promesse faite alors par le chef de la loi de donner à ces passages une autre interprétation, le Sultan l'a chargé de préparer un fetfa (*ordonnance religieuse*) qui pût, avec le secours du clergé musulman, le mettre en état d'ordonner l'établissement de lazarets et quarantaines dans tout l'empire. Cette réforme donne des espérances pour l'avenir, mais le présent n'offre aucune consolation au milieu des ravages inouïs actuels de la peste dans la capitale de l'empire Ottoman. »

Aux grands maux de grands remèdes, dit le proverbe, et certes ces grands remèdes peuvent également être appliqués à la propagation du choléra, comme on le verra, et sont aussi urgents que ceux dont le Sultan s'occupe ; sans quoi le choléra asiatique deviendra tout–à–fait *endémique* en Europe, comme la peste l'est devenue à Constantinople. En agir autrement serait persister dans ce *statu quò* qui précipite les hommes *dans des malheurs qui ne leur étaient pas destinés*. Si le Coran est une loi d'esclavage, l'Évangile n'est-il pas une charte de liberté ? — Si les chrétiens sont libres et éclairés, qu'ils usent de la liberté et des lumières ! Voici comme raisonne et l'entend l'auteur du *Voyage dans le Latium*, dont je me fais l'interprète.

« Quand on voit, de nos jours, ces masures privées d'ombrages, dans le climat brûlant de la campagne de Rome, placées au milieu de la boue et des
immondices, il ne faut pas aller chercher bien loin
les causes de la mortalité des habitants. »

Après avoir donné d'autres preuves que les exha-
laisons des marais Pontins ne sont qu'une cause très-
incertaine ou accessoire de la mortalité qui ravage
habituellement le Latium, il ajoute : « En parlant
d'une cause de mortalité, il faut avoir égard à deux
choses, à la cause même et au sujet sur lequel elle
agit. Une cause qui n'est encore connue que par
ses effets, paraît augmenter quand la résistance di-
minue, et diminuer quand la résistance augmente,
et néanmoins, dans ces deux cas, elle reste la même.
Dans le monde physique, comme dans le monde moral, on est sans cesse exposé à des maux fortement
sentis par les faibles, et presque nuls pour les
forts. La santé du corps, comme celle de l'âme,
exige partout de la résistance ; et tant que dure le
grand combat de la vie humaine, il n'est pas permis à aucun homme de poser les armes. »

Admirons, en passant, quel bel exemple Charles-
Victor de Bonstetten a donné de cette grande vérité :
vigueur corporelle et force d'âme ; longue vie exempte
d'infirmités et philosophie stoïque ; mœurs irré-
prochables et vertus exemplaires, tous ces avantages
furent son partage : il fut certainement l'un des plus
honorables vainqueurs dans le grand et perpétuel

combat physique et moral de l'homme sur la terre, car, âgé d'environ quatre-vingt-dix ans, il n'a posé les armes qu'avec tous les honneurs du triomphe.

« Il y a, dans l'air de la campagne et de la ville de Rome, *poursuit-il*, une cause de maladie dont personne n'a calculé encore la force réelle. Cette cause, en se combinant par mille circonstances physiques ou morales, paraît avoir mille effets divers. »

Avant d'indiquer quelle est cette cause, disons qu'elle donne beaucoup à réfléchir, car on peut la généraliser : elle est d'une application directe à toutes les maladies endémiques, aux épidémies, et notamment *au choléra*; tout ce qui suit s'y adapte tellement, que la triste réalité vient confirmer aujourd'hui une théorie qui a plus de vingt-cinq ans d'existence et de publicité, ce qu'il faut noter et doit principalement fixer l'attention. L'opinion de notre philosophe n'est point née des circonstances actuelles ; on savait à peine alors qu'il existât, dans l'Inde, une maladie telle que le choléra ; et on prévoyait aussi peu, en 1810, qu'elle envahirait l'Europe, que l'on pouvait prévoir l'invasion de la syphilis avant la découverte de l'Amérique.

Il pense que la destruction des forêts et la manière de vivre des habitants, alimentent, dans ce climat brûlant, le fléau destructeur; mais il s'empresse de déclarer que la grande et véritable cause de la mortalité de Rome moderne, c'est *la pauvreté du peuple*.

« La pauvreté nous entoure, *dit-il*, nous presse de toutes parts, et cependant elle est encore peu connue. Avant d'aller à Rome, je ne la connaissais pas. »

Ne peut-on pas dire également qu'avant les visites sanitaires faites à l'occasion du choléra, on ne se doutait pas dans toutes les grandes villes, et *même à Genève*, probablement aussi à Montpellier, de l'excès de misère et de malpropreté dans lequel vit, en proie au *paupérisme*, une fraction très-notable de leur population, de la population des villes les plus civilisées du globe, Londres, Paris, Genève, Montpellier, etc. ?

Voici ce qu'on lit dans le *Journal des connaissances utiles* : « Les détails seraient trop repoussants, si l'on voulait rapporter tout ce que les visites à domicile ont fait découvrir d'immonde. Nous ne citerons qu'un fait pour montrer à quel point la misère est hideuse à Paris. Des commissaires se présentent dans le grenier d'une pauvre femme. Frappés d'une odeur nauséabonde dont ils demandent vainement la cause, ils découvrent une porte conduisant à un autre grenier rempli de cadavres de chiens que cette malheureuse faisait sécher pour brûler l'hiver, en place de bois qu'elle ne pouvait acheter. *Qu'après cela, on s'étonne de voir éclater dans Paris des maladies dont la cause paraît inconnue !* »

M. de Girardin ne semble-t-il pas se servir des mêmes expressions que le voyageur dans le Latium,

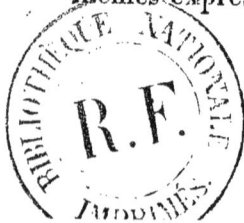

2

qui, après avoir décrit la misère et la malpropreté romaines, s'écrie : « *Et l'on demande encore de quoi l'on meurt à Rome !* »

A Genève, les visites sanitaires, faites il y a quelques années, lorsqu'on prévoyait une prochaine invasion du choléra, dont la Providence a jusqu'à présent préservé cette cité, ont fait découvrir des abus peut-être moins révoltants qu'à Paris, mais tout aussi funestes à la salubrité publique, tels que d'entasser, dans une même et quelquefois petite chambre, plusieurs lits à l'usage d'un nombre plus ou moins grand d'ouvriers, et de ne pas aérer la pièce dont la malpropreté et celle de ses habitants ajoutaient à ce foyer d'infection, des miasmes vraiment pestilentiels. En sorte que l'opinion avantageuse qu'on avait auparavant de la propreté genevoise en a reçu une atteinte assez forte, et qu'après l'inspection sanitaire, en général, elle a paru exagérée, et fausse quant aux basses classes de la société.

Des faits revenons à la théorie.

« La *pauvreté*, dit Bonstetten, est le résultat de tous les vices de la législation, qui se fait le plus sentir dans les parties faibles du corps politique. — Y a-t-il des vices dans la police ? c'est le pauvre qui en est la victime. — Les mœurs sont-elles dépravées ? c'est le pauvre surtout qui en éprouve les suites dans toute leur étendue. — Une nation est-elle ignorante ? le pauvre y est bientôt réduit à ne savoir pas même l'art de gagner sa vie et de pro-

longer son existence. — Faites-vous de mauvaises
opérations de finances? c'est le peuple qui en meurt.
— Négligez-vous la culture des terres? c'est le pauvre
qui en souffre. — L'éducation est-elle mauvaise? le
peuple en acquiert une, qui est celle du vice. —
Enfin, voulez-vous savoir si un gouvernement est
bon ou mauvais? allez voir les pauvres, et vous en
saurez plus que tous les raisonnements peuvent vous
apprendre.

» La charité qui donne n'est encore qu'une très-
petite partie de la charité publique, qui consiste
bien plus à prévenir la pauvreté qu'à faire vivre les
pauvres. Donnez une attention forte et constante aux
dernières classes de la société, et vous arriverez peu
à peu à corriger les lois et les mœurs, sans avoir
pensé à produire une réforme.

» C'est à Rome que j'ai appris qu'il y a plus de véritable bienfaisance dans une bonne loi que dans
toutes les aumônes du monde. Les bonnes lois pour
les pauvres ont deux effets salutaires ; elles prévien-
nent le mal et rendent vraiment bienfaisantes les
charités. Dans les pays sans police, vous ne faites
que jeter vos charités au hasard ; dans les pays bien
organisés, le remède arrive toujours au mal. »

Il fait ensuite, page 237, un tableau de la pauvreté romaine, qui fait dresser les cheveux sur la
tête, tant son récit offre d'affreuses scènes. Par exemple : « Que de fois, *dit-il*, j'ai vu des malades cou-
chés sur le pavé, même après la pluie ! *Et l'on demande encore de quoi on meurt à Rome !* »

Qui ne sait quelle est la puissante influence de l'humidité, du froid, des intempéries des saisons, c'est-à-dire des transpirations arrêtées, sur l'aggravation et la propagation du choléra ! On conçoit, en effet, que plus un climat est chaud, ou simplement sujet à de brusques variations de température, plus il prédispose à l'influence morbide d'un fléau épidémique, et l'expérience le confirme pour le choléra, surtout si une trop faible ou mauvaise nourriture, des imprudences de régime, l'intempérance habituelle ou fortuite des individus, des excès quelconques, viennent ajouter à la violence naturelle de son redoutable virus. On voit combien il y a d'analogie entre les causes assignées à la propagation de l'endémie des fièvres putrides romaines, et celles bien reconnues aujourd'hui qui alimentent l'épidémie asiatique, qui a depuis quelques années envahi l'Europe.

Poursuivons : « Je n'ai encore parlé, *dit Bonstetten*, que des maux physiques causés par la pauvreté. Il y a tel degré de misère où toute morale devient impossible. Qui oserait parler de probité à l'homme qui meurt de faim, au père de famille qui voit expirer ses enfants, sa femme, sa mère, son père ? — Qui oserait parler de vertu à la jeune fille dont la mère va périr dans les tourments de la famine ? — Et de tant de vices nés de la profonde misère, jaillit pour l'avenir une source nouvelle, inépuisable de vices et de pauvreté. Bientôt toutes les classes de la société seront également avilies, et avec toutes les vertus disparaîtront, enfin, tous les moyens de guérir tant de maux. Établissez-vous des maisons de charité ? vous serez volé par les inspecteurs et les desservants. — Fondez-vous des maisons d'éducation ? qui élèvera des enfants, lorsque tous les hommes seront vicieux, ignorants ou imbéciles !

» Après le tableau de la misère universelle, on ne peut se dispenser de parler de la malpropreté, qui a une influence si puissante sur la santé. L'homme malheureux vit dans un tel abandon de lui-même, que cela seul suffirait pour le détruire. Dans les chambres fermées, l'air est empesté ; et celles qui ne le sont pas, ouvertes à tous les vents, sont mortelles pour des hommes baignés de sueur, qui viennent y chercher le repos au milieu des insectes, et quelquefois sur un sol humide et infect.

» De toutes ces causes, *il résulte des maladies contagieuses d'une force toujours croissante*, qui se répandent peu à peu dans les palais même des princes et des grands. »

On sait que voilà précisément ce qui arrive au choléra asiatique, dont le virus, qui atteint d'abord les basses classes de la société ou quelques individus très-prédisposés à en subir de prime-abord l'infection, envahit tout un quartier, puis se propage rapidement dans d'autres parmi le peuple, dans toute la population, s'introduit sous les lambris dorés, et choisit bientôt ses victimes jusque sur les degrés du trône des rois, et enfin la couronne n'en préserve pas même.

« *Il est à croire que les maladies contagieuses,
continuellement nourries par des causes toujours croissantes, peuvent arriver à produire des maladies sem-
blables à la peste.* Quand il règne des épidémies, il se
trouve, au centre des habitations serrées des villes,
un foyer de peste toujours actif, et qui, faute d'air,
se concentre toujours davantage. »

On le voit, Bonstetten semble faire l'histoire spéciale du fléau aujourd'hui dévastateur de l'Europe,
tant sa théorie des épidémies s'y adapte directement :
c'est que la fièvre putride à Rome, la fièvre nerveuse ou le typhus des hôpitaux en Autriche, la fièvre
jaune en Amérique, la peste à Constantinople, la
plique en Pologne, la gale en France, la lèpre chez
les Juifs, le choléra asiatique enfin, toutes les maladies endémiques, contagieuses ou épidémiques, les
virus et les typhus, n'ont qu'une seule et même
origine, un principe commun, quoiqu'ils prennent
des caractères divers, selon les variétés de climats, de
circonstances locales, d'usages populaires, de mœurs,
de religions, de lois, de police, d'époques, etc.
Modifiés sensiblement par ces causes et d'autres in-
connues, se transformant même, les virus morbides
une fois devenus endémiques dans tel pays, parce
que la nature du sol, la température, le défaut de
moyens préservateurs, et les mœurs ou circonstances
locales les y fixent, ils se répandent néanmoins acci-
dentellement, éventuellement, de proche en proche,
prennent un caractère épidémique ou contagieux,

parce qu'ils trouvent partout, plus ou moins, des causes générales ou individuelles d'alimentation, et parcourent le globe, comme le feu une fois communiqué ne s'éteint que faute de combustible.

« Quand il y a des épidémies, il se trouve, *au centre des habitations serrées des villes*, un foyer de peste toujours actif, et qui, faute d'air, se concentre toujours davantage. »

Qui ne reconnaîtrait là ce qui est arrivé à Paris, à Marseille, à Toulon, à Gênes, à Livourne, à Trieste, à Vienne, à Naples, etc., lorsque ces cités ont été ravagées par le choléra? C'est toujours dans les villes les plus resserrées et les plus populeuses qu'il fixe son foyer central d'invasion; et cela est si remarquable, qu'il y arrive directement, par sauts et bonds tellement capricieux, qu'ils ne peuvent s'expliquer que par une sorte d'attraction, qui n'est autre que *le foyer toujours actif de peste* dont parle notre voyageur philosophe.

Après avoir sévi fort âprement dans les grandes villes, le virus en acquiert une telle intensité, une telle expansion, qu'il se répand alors dans un circuit plus ou moins vaste, d'où il atteint bientôt un nouveau foyer central. C'est pourquoi il n'y a de raison plausible à sa cessation, et sa marche est si vagabonde, qu'il n'y a pas de localité qui, à la longue, n'en puisse et n'en doive pas être atteinte à son tour; et même à plusieurs reprises : c'est ainsi qu'il a déjà paru trois fois à Vienne, et qu'il retourne actuelle-

ment en Pologne, d'où, dans sa première invasion,
il s'était propagé dans le nord de l'Allemagne, en
Écosse, en France. Il n'y a donc aucune garantie
actuelle ou future contre ses retours, et finalement
son acclimatation européenne, si l'on ne songe enfin
à prendre contre ce fléau des mesures préservatives
plus efficaces, mieux adaptées et plus soutenues qu'on
ne l'a fait jusqu'à présent.

Quant à sa triple invasion à Vienne, elle s'expli-
que; car il y trouve, ainsi que dans toutes les gar-
nisons autrichiennes, et surtout sous le climat de
l'Italie, un aliment spécial dans la malpropreté et la
gloutonnerie bien avérées des soldats, qui y sont cons-
tamment en proie à la fièvre nerveuse, au typhus des
hôpitaux.

Il faut malheureusement reconnaître qu'il est bien
difficile de contre-balancer l'influence propagative du
choléra, qui résulte, dans les grandes villes et toutes
celles qui sont resserrées sur un espace trop étroit de
terrain, de leur centre d'habitations trop agglomérées,
et trop peuplées, *foyer privilégié de virus pestilentiel*,
propre à le concentrer et multiplier toujours plus.
Genève est précisément, sous ce rapport, un Paris, un
Vienne, un Naples, un Gênes, un Toulon ! Comme
cette dernière ville, quoique de médiocre grandeur,
c'est à la *monomanie*, si abusive déjà, à tant de titres,
du système des fortifications à la Vauban, et à celle
qu'on a, dans ma patrie, pour tout ce qui tient au
génie militaire et à ses convenances, qui porte à lui

sacrifier les intérêts habituels des populations, que
Genève devra ses malheurs, si jamais le fléau de la
guerre ou du choléra, n'importe, atteint ses murs...!

On s'y berce vainement de l'espoir que son élévation au-dessus de la mer la préservera de son atteinte.
C'est là une pure et forte illusion. Non-seulement le
choléra a sévi à des hauteurs plus considérables, mais
en Suisse même, dans les cantons du Tessin et des
Grisons, il a déjà paru l'année dernière, et avec assez
de violence : or, ces pays sont situés dans la chaîne
centrale des Alpes. Et, lors même que la vivacité, la
pureté de l'air, atténuerait notablement le virus du
choléra en Suisse, d'autres causes locales, à Genève,
telles que la proximité du lac et du Rhône, l'humidité ou crudité naturelle du climat, la grande population, l'exhaussement des maisons, leur cons-
truction généralement antique ou vicieuse, leur entassement, la multiplicité des ateliers et la malpropreté reconnue, depuis les visites sanitaires, d'une
partie du peuple, sont plus que suffisants pour l'exalter
et bannir toute sécurité, toute confiance à sa mansué-
tude, si toutefois il en a, au sommet et sur le pen-
chant des monts.

Je remarquerai encore, qu'aux mois de Novembre
et de Décembre 1836, les journaux annonçaient, en
même temps, que la peste exerçait de tels ravages
à Constantinople, qu'il y mourait de mille à douze
cents personnes par jour, et que le choléra avait
enlevé, à Naples, dix mille personnes ; le nombre

des victimes y dépassait trois cents journellement !!!
Voilà donc, à la fois, les deux fléaux sévissant dans
les villes les plus populeuses du Midi de l'Europe,
et paraissant par leur contact acquérir une prodi-
gieuse intensité.

Je dis *par leur contact*, et voici pourquoi. Après
avoir sévi, pendant l'été dernier, en Lombardie et
à Trieste, le choléra s'est étendu en Bavière, en
Autriche et dans plusieurs provinces de la Turquie ;
la peste, de son côté, est sortie de Constantinople,
d'Andrinople ; des villages entiers sont restés sans
habitants ; enfin, à Magnésie, elle a enlevé vingt-
cinq mille âmes. Elle a paru dans l'intérieur des
terres, à une distance insolite, notamment sur les
frontières militaires autrichiennes. Deux individus
sont même morts à Vienne de la peste ; mais ils ar-
rivaient de Turquie, et il a été facile de les séques-
trer et d'empêcher la propagation ; cependant, quelle
sécurité y a-t-il pour l'avenir, lorsqu'un fléau a acquis
un tel degré de force et d'extension ! Quoi qu'il en
soit, la peste et le choléra ont paru s'attirer réci-
proquement, et par suite de leur contact redoubler
d'action, ce qui au surplus avait déjà eu lieu pré-
cédemment en Égypte, où le choléra fit de prodi-
gieux ravages. Pendant qu'il s'étendait à l'Orient,
il prit aussi le chemin du Midi et d'Ancône, se ré-
pandit à Barletta, en Calabre, et pénétra enfin à
Naples : jamais il n'a eu, en Europe, et en si peu
de temps, tant d'activité et de venin. Actuellement

il se dirige au Nord : il envahit donc la moitié de
cette partie du monde; il est temps de penser sérieuse-
ment aux incalculables désastres que peuvent oc-
casionner deux aussi formidables ennemis du genre
humain, et de leur opposer résistance. C'est ce que
fait le Sultan : faut-il qu'aujourd'hui les chrétiens
soient, par cette initiative , traînés à la remorque
des musulmans! N'importe : agissons; il y a urgence,
et terrible urgence.

Sans doute que l'influence des climats méridio-
naux redouble l'extension de leurs ravages : on l'a
vu pour le choléra , à Marseille , Toulon , Gênes ,
Livourne , Ancône et Naples ; sans doute, en Italie ,
la proximité des grandes villes et la malpropreté indigène y ont beaucoup contribué; mais ne peut-on
pas aussi , comme en Égypte, en attribuer une bonne
part au contact des deux fléaux. Il me semble qu'on
peut admettre théoriquement qu'un foyer occupé par
la peste , tout comme un autre qui l'est par le choléra , doit fournir , *vice versâ*, à l'un et à l'autre ,
un aliment, une *virulescence* , aussi et bien plus for-
midable que celui qu'ils trouvent primitivement dans
les grandes cités , où la population , les habitations ,
la putréfaction et les miasmes de toute espèce pullulent, sont entassés, et où conséquemment ces fléaux
ont leur siége privilégié.

Après cette digression, revenons à la fièvre putride romaine.

« Dans tout le Latium , *dit Bonstetten*, les maisons

isolées sont presque toutes auprès de quelque mare
d'eau, qui suffit pour donner la fièvre, au moins à
une maison. A Rome, on construisait jadis de grands
réservoirs d'eau proche des maisons, et de ces réservoirs, négligés aujourd'hui, s'exhale un air fétide. »

Voltaire dit aussi, dans sa *physique*, art. air, que
« ce n'est point l'air seul des marais Pontins qui rend
la campagne de Rome si malsaine ; ce sont les eaux
croupissantes, ce sont les anciens canaux qui, creusés
sous terre de tous côtés, sont devenus le réceptacle
de toutes les bêtes venimeuses. *C'est de là que s'exhale
continuellement un poison mortel.* »

Le premier ajoute : « La police de Rome a donné
des ordres précis, affichés dans les rues périodique-
ment, pour faire jeter les immondices dans tel lieu
désigné ; ces immondices, entassées et presque jamais
enlevées, fermentent en raison de leur masse. Toute
la place d'Espagne s'élève peu à peu par toutes celles
qu'on y a laissé s'accumuler.

» Quel est, dans les États-Romains, le cultivateur
qui possède un manteau pour se couvrir quand il
revient du travail baigné de sueur? lequel a du linge
à changer ? lequel n'est pas à demi-nu dans ses
haillons ? Qu'on ajoute à tant de causes de maladies
les maux que produit, chez les plus robustes, surtout
dans les grandes villes, l'immoralité inséparable de
la misère du peuple, et l'on ne demandera plus
comment on meurt à Rome ; mais bien *comment on
y peut vivre ?* »

Par analogie , le choléra asiatique , ou toute autre
épidémie devenue endémique , acclimatée , ou seulement apparaissant pour la première fois dans un
pays, dans une ville , on ne demandera plus pourquoi le pauvre , le journalier , le laboureur , l'ar-
tisan , tous les imprudents , les valétudinaires , les
vieillards caducs , les enfants , les personnes prédis-
posées constitutionnellement ou par leurs infractions
aux règles de l'hygiène , livrées à la débauche , en
sont les premiers atteints et victimes ? et pourquoi ,
le virus ayant acquis plus tard de l'intensité , il at-
taque toutes les classes de la société : *pourquoi on
en meurt indistinctement?*

Rome n'est pas la seule ville d'Italie où les immondices pullulent et fermentent les épidémies. Voici
ce qu'on lit dans la *Gazette de France* du 13 Novembre dernier :

Naples , le 21 Octobre 1836.

« Les médecins qui ont été envoyés, en qualité de
commissaires du gouvernement, pour aviser aux mesures à prendre, au sujet de l'invasion du choléra
dans les provinces adriatiques du royaume, assurent,
dans leurs rapports, que c'est un *typhus* occasionné
principalement par l'inouïe malpropreté des villes et
de leurs habitants ; ils font d'ailleurs le plus triste
tableau de ces contrées. Pour n'en citer qu'un fait ,
dans la ville de Barletta, qui compte 21,000 âmes ,

il n'existe pas un seul canal ou égout pour donner issue aux immondices de toute espèce accumulées depuis un temps infini. Partout les fumiers sont entassés devant les maisons, et souvent même à l'intérieur, où vivent ensemble, de jour comme de nuit, les hommes avec les vaches, les chèvres, les poules et les porcs. »

Honneur aux magistrats de Montpellier, qui, en 1832 et 1833, avant l'approche du choléra, se sont empressés de faire curer, resserrer le Verdanson, et couvrir les aqueducs qui y portent les immondices de cette ville ! qui ont fait refaire, élargir et augmenter les canaux, en y dirigeant des cours d'eau ! qui ont multiplié les fontaines et assaini divers quartiers, en y perçant de nouvelles rues ! qui ont pourvu si paternellement à la propreté générale, tant de la voierie que des habitations !

De cette bonne administration et sollicitude sanitaire, il est résulté que, lors du passage du fléau asiatique, à peine a-t-il atteint quelques individus, rendant ainsi un mémorable et glorieux hommage à la cité chérie d'Hippocrate ! Puisse-t-il à jamais la respecter ! Mais, s'il en était autrement, elle est assurée de trouver, dans l'exemplaire sollicitude de ses Administrateurs, la multiplicité et les lumières de ses Docteurs, les connaissances médicales générales répandues parmi ses habitants, les habitudes croissantes de propreté, le zèle des élèves de sa célèbre École de médecine, et la belle organisation des

hôpitaux, un antidote qui lui est envié par des villes
du premier rang en Europe, et qui certes la préservera de ses ravages ou les atténuera toujours gran-
dement.

« Je n'ai point insisté, *poursuit Bonstetten*, sur la
malpropreté, dont on voit, en Italie, des traces dans
les palais même. J'observerai seulement que, même
dans l'air pur des Alpes, une malpropreté mille fois
moins concentrée qu'elle ne l'est à Rome, paraît être
une des causes du *crétinisme* et de l'abâtardissement
de la race humaine ; car depuis que les habitants du
Bas–Valais ont acquis quelque aisance et des lumières, le nombre des crétins y a beaucoup diminué. »

Ce n'est donc ni dans l'usage des eaux glaciales,
ni dans la chaleur concentrée des vallées, ni dans
les brusques variations de la température, qu'il faut
exclusivement chercher la cause du crétinisme, quoique tout cela puisse y prédisposer et contribuer à
développer cette maladie, plus particulièrement en
Valais et autres régions analogues des Alpes ; c'est
la malpropreté qui en est le véritable véhicule,
comme elle l'est de toutes les épidémies, je dirai
plus de toutes les maladies. Oui ! elles ont presque
toutes plus ou moins, pour principe, les *saburres* du
corps humain, ou celles du monde physique.

Les saburres sont, en effet, internes ou externes.
Incorporées, elles vicient le sang, dont l'excès en
produit aussi. C'est la source des maladies acrimo-
nieuses, inflammatoires, etc. Si elles obstruent le

foie et paralysent les fonctions d'autres viscères essentiels à la sécrétion, à la circulation des fluides, ou proviennent du vice, de l'excès même des humeurs, elles produisent les maladies bilieuses, malignes, putrides, pestilentielles, etc.

Si les saburres sont externes et entrent en contact avec le corps humain, c'est-à-dire si elles sont répandues dans l'atmosphère, dans les aliments, les vêtements, les corps contingents ; si une malpropreté habituelle produit leur accumulation, celle-ci développera une intensité de putréfaction, d'où résulteront les maladies de la peau, la gale, l'infection vénérienne, les ulcères, les typhus, les épidémies les plus meurtrières, la peste, le choléra, etc. ; ou du moins le virus primitif de ces fléaux existant, ils en seront alimentés, propagés et rendus fort difficiles à neutraliser : ils deviendront incurables.

Comme la malpropreté interne et externe du corps humain cause des maladies individuelles, l'infection aérienne, qui résulte de la malpropreté publique et générale, donne naissance aux endémies, épidémies, typhus, etc. ; elle les amplifie et les répand.

Tous les excès, viciant ou produisant une surabondance de sang et d'humeurs dans le corps humain, suscitent un grand nombre de maladies. Toute infraction notable aux préceptes de l'hygiène en cause aussi, quoique d'une manière indirecte ou plus éloignée, un grand nombre d'autres. Si à cela on ajoute les effets de l'intempérie des saisons, de l'in-

fluence des climats , de la transmission héréditaire
de certains maux , de la constitution et du moral vicieux de beaucoup d'individus , les maladies se trou-
veront réduites , pour les personnes bien constituées
et tempérantes , à celles qui proviennent d'accidents
et qui sont plus spécialement du domaine de la chi-
rurgie , qui , opérant matériellement presque exclusivement , est une science dont les résultats sont
bien plus assurés que ceux de la médecine pro-
prement dite , dont le succès pratique n'est presque
qu'un effort heureux du génie du médecin , qu'un
acte intellectuel , dont la juste application primitive
au physique individuel et aux phénomènes et phases
morbides , décide seule , établit , popularise le talent
des docteurs.

La dépopulation , ou plutôt l'excès de la mortalité , est effrayante dans toutes les grandes villes , et
réelle , quoique moins forte , proportionnellement ,
dans celles de moyenne grandeur , si on en fait comparaison avec ce qui se passe dans les campagnes.
Ce n'est que par un afflux permanent d'étrangers ,
de nouveaux habitants , que la population se main-
tient à son niveau , et s'accroît même lorsque les
ressources qu'ils y trouvent , la prospérité indus-
trielle ou l'attrait des jouissances plus à la portée de
tous , les y attire , comme cela arrive à Paris. N'en
faut-il pas conclure qu'une endémie meurtrière y existe
perpétuellement et enlève annuellement sans avoir de
dénomination spéciale , parce qu'elle est un *in globo*

des infirmités humaines, un telle proportion d'habitants, que les ravages des épidémies éventuelles, ceux du choléra même, ne sont pas comparables ? Mais la première est palliée par sa permanence même, par l'habitude d'en être victime, par la nécessité de vivre dans son atmosphère, tandis que la terreur subite qu'inspirent les autres, leurs ravages, sont plus frappants et exagérés par leurs effets insolites, rapides, multipliés, dans un court espace de temps.

Abordons actuellement la conclusion de l'auteur.

« Je le demande maintenant, *dit–il*, toutes ces causes de maladies que j'ai à peine indiquées, étant données, que reste–t–il à faire au mauvais air de Rome ? J'avoue que je ne considère plus cet air fiévreux, auquel on se plaît à attribuer *ce qui n'est que l'ouvrage de l'homme* ; je ne le considère plus, dis–je, *que comme la lumière du canon qui met le feu à la charge*, et qui n'est rien si elle n'est placée sur un foyer d'explosion. Ce foyer existe partout, une fièvre suffit pour le développer. »

Le choléra asiatique est produit par un virus très-subtil, insaisissable, imperceptible, inappréciable : c'est une *effluve*, probablement cent fois moins perceptible que celle qui, émanant du gibier et du corps humain, permet à l'admirable odorat, à l'instinct du chien, de découvrir et suivre à la chasse la trace des animaux, et, en tout temps, celle de son maître égaré, et de le retrouver.

Cela admis, et je crois que les Facultés de mé–

decine l'admettent généralement aujourd'hui, il faut aussi reconnaître que ce virus, ou cette effluve émanée de personnes succombant au choléra, agit sur un foyer préexistant d'explosion, qui l'amplifie et le répand considérablement, *comme la lumière du canon*, la mèche, le briquet phosphorique, qui mettent le feu à la poudre, à des combustibles subtils, et produisent une violente explosion, un vaste incendie.

En fait d'épidémies, la capsule à muriate est double, externe et interne, c'est-à-dire qu'elle existe hors de l'homme et renfermée en lui-même. Comme moyen préservatif d'explosion, l'action de la police et celle de l'hygiène doivent donc être simultanées. Mais il est des obstacles, des vices indigènes et constitutionnels, locaux et individuels, physiques et moraux, devant lesquels elles échouent, tels que l'entassement des habitations et des habitants, l'insalubrité et la malpropreté des villes, qui sont irremédiables dans certaines localités; tels sont encore une prédisposition valétudinaire, une saleté incorrigible, une intempérance insurmontable chez l'homme, enfin l'influence fâcheuse de la terreur extrême du fléau.

On lit, sur le sujet que je traite, ce qui suit, dans la *Bibliothèque homœopathique*, n° 2, page 134 (*Genève*, 1832) : « Nous prions les antagonistes de l'homœopathie de nous expliquer l'action délétère de l'atmosphère des marais, de nous montrer la cause de son insalubrité, et de nous dire comment ils la comprennent, pourquoi ils la reconnaissent ? N'est-elle pas, cette cause, un infiniment petit, moins saisissable encore que celui du virus vaccin ou des médicaments, puisque le célèbre professeur Folki de Rome vient de prouver, par des expériences eudiométriques, *que l'atmosphère des marais Pontins ne contient rien de nuisible à la santé*, rien qui ne se trouve dans l'atmosphère des lieux les plus sains.

» Ils voudront bien, nos antagonistes, espérons-le, nous montrer les agents producteurs de toutes les épidémies, surtout celui du fléau qui désole maintenant l'Europe, décrire ses caractères naturels et énoncer ses propriétes physiques et chimiques, prouver qu'il n'est pas un infiniment petit insaisissable, que M. Julia de Fontenelle s'est trompé, en publiant dans les journaux, qu'il n'existait rien dans l'atmosphère de Paris, au fort de l'épidémie cholérique, d'étranger à la composition de l'air pur ; ou bien qu'assimilé aux doses infinitésimales de l'homœopathie, cet agent soit déclaré une niaiserie qui répugne au bon sens et à la raison, qui n'a d'action que sur la crédulité et l'imagination des peuples. »

Quant à cette question : *le choléra asiatique est-il contagieux ?* non, peut-on répondre, il ne l'est pas primitivement et généralement parlant, mais il le devient probablement par ces deux circonstances, 1° lorsqu'il trouve localement un foyer de putréfaction : on en a vu, à Cette, un exemple frappant : une famille

entière y devint victime du fléau , qui cependant ne
sévissait que faiblement dans cette ville ; la police
effrayée s'enquiert et découvre dans cette maison un
amas d'eau corrompue par des débris de morue qui
s'y étaient pourris , et dont personne n'avait eu
le bon sens de se débarrasser : il est évident que là
le virus avait acquis une *intensité contagieuse*. 2° Il
en est de même lorsque le choléra a pris dans une
ville une forte extension , lorsque , selon sa population , il y meurt 50 , 100 , 200 personnes par jour;
alors le virus est devenu si purulent et actif , qu'il
est une *vraie contagion*.

Dès l'apparition du choléra en Europe , on a cru
remarquer qu'il était accompagné d'insectes ailés ,
soit microscopiques , soit visibles à la simple vue , et
on n'a pas manqué d'attribuer à ces insectes la propagation du virus. Dernièrement encore un chirur-
gien de l'armée a publié ses observations à ce sujet,
pendant qu'il séjournait à Oran , en Algérie. Mais
des médecins célèbres , et notamment le docteur Viale
de Rome , à qui on attribuait la confirmation de cette
découverte et la prochaine publication d'une théorie
analogue , l'ont formellement démentie. M. Viale a
déclaré , dans les papiers publics , *qu'il n'avait jamais rêvé une pareille bêtise ! ! !* Il a ajouté que l'in-
secte prétendu cholérique , qu'on disait être d'une
espèce inconnue en Europe et indigène dans l'Inde ,
était , au contraire , très-connu sur les bords de la
mer Adriatique , etc. Il faut conclure que c'est une

opinion trés-erronée de croire que des insectes ailés,
remarqués chez les cholériques, soient les agents pro-
pagateurs du fléau ; mais il n'y a rien d'étonnant
que, sous le climat d'Oran et sur les bords de la mer
Adriatique, des insectes, fussent-ils microscopiques,
aient été reconnus exister sur les cadavres et même
sur le corps vivant des cholériques : toute putréfaction en engendre ou attire, et on a pris l'effet
pour la cause.

L'apparition double et triple du choléra dans la
même ville, l'intentité croissante de son virus, l'extension considérable de son foyer, et sa marche aujourd'hui incertaine, circonvolutive et rétrograde en
Italie et en Allemagne, le rendent plus redoutable
que jamais : *l'épée de Damoclès reste ainsi suspendue*
sur toutes les têtes ; la sécurité générale, en Suisse
et en France, est absolument illusoire et sans fon-
dement.

La chaîne des Alpes et le Rhin séparent à peine
ces pays du plus actif et meurtrier des fléaux, d'une
épidémie qui a redoublé de violence et de malignité,
d'un virus pestilentiel contre lequel la médecine a
reconnu son impuissance absolue, dont on ne peut
à peine se préserver qu'en fuyant les lieux infectés,
qui enlève des milliers d'hommes partout où il passe,
à qui échappent à peine les deux cinquièmes, le
tiers de ceux qu'il atteint, et cependant l'on s'en
occupe à peine, mille fois moins que lorsqu'il était
à mille lieues de nous, qu'il franchissait les limites

de l'Indostan, les déserts de la Russie, le Caucase et le Balcan.

Alors la terreur était grande : il n'était que consciences timorées, qu'esprits forts à confesse, que conversions édifiantes, que philanthropes préoccupés d'ingénieuses théories sur l'essence et les préservatifs du fléau menaçant dans le lointain, que Facultés et Docteurs en émoi, que grands et petits conseils de santé ou commissions sanitaires à l'œuvre, qu'Administrateurs et Agents de la police, prenant et faisant strictement exécuter de rigoureuses et salutaires mesures de précaution ou de préservation, qu'accaparement subit de drogues et médicaments présumés aptes à combattre la maladie, que peureux prenant chez eux judaïquement toutes les précautions indiquées, les outre-passant même en se soumettant aux plus dures privations, au régime le plus strict, à la manière de vivre la plus conforme aux prescriptions amples et variées de la docte Faculté, comme des plus obscurs disciples d'Hippocrate, voire même d'Hahnemann, son antagoniste, n'importe ! car le trouvant vainement en défaut, par expérience antérieure, ils n'en croyaient pas moins à l'infaillibilité homœopathique.

Ces heureux temps de ferveur religieuse et hygiénique, cette belle époque d'activité morale et antidotique, ont passé comme une mode, comme toutes les gloires de ce monde, comme toutes les ères d'illustration ou d'avilissement, de prospérité ou d'infortune : ô choléra, qu'est devenue la puissance de ton aiguillon ! ô terreur, où est ta victoire !

Certainement on n'a pas eu raison de s'arrêter dans le système salutaire des précautions sanitaires : la quasi-naturalisation et la progression invasive et meurtrière du choléra asiatique en Europe, les rendent plus nécessaires que jamais. Il serait temps, comme il l'est enfin devenu pour le Sultan à l'égard de la peste, qu'on s'occupât des moyens permanents et vraiment efficaces, et non, par des excès momentanés de précautions, de limiter la propagation indéfinie de cette épidémie et de toute autre, qui tient à des causes aujourd'hui bien connues, et qui peut être efficacement combattue par les gouvernements et les particuliers. Voici ce qu'on lit dans un journal suisse, relativement aux *cordons sanitaires* :

Gazette de Lausanne, du 6 Décembre 1836.

« Le Directoire a transmis aux États confédérés le rapport général du docteur Volmar, sur sa mission dans le canton des Grisons, en qualité de commissaire fédéral de santé, pendant la proximité du choléra en Italie. On y lit : si le canton des Grisons a eu le bonheur de n'être pas atteint par le choléra, il ne le doit ni au cordon sanitaire, ni aux établissements de quarantaine, car il est de fait que beaucoup d'individus s'introduisaient clandestinement dans l'intérieur, et que plusieurs de ces établissements présentaient l'inconvénient que les arrivants devaient être réunis dans un seul local avec ceux qui s'y trouvaient déjà depuis plusieurs jours. Qu'arriverait-il si le choléra était contagieux au point d'exiger des mesures d'isolement? La maladie n'aurait-elle pas dû s'étendre derrière le cordon ou se développer dans les établissements de quarantaine ?

» L'expérience de tous les pays où le choléra a régné nous apprend que les cordons n'arrêtent pas la maladie, et qu'elle ne fait pas des progrès plus grands ni plus rapides dans les pays non fermés ; qu'il est même arrivé que des localités entières qui avaient communiqué avec un voisinage infecté, n'en ont pas été atteintes. Ces mesures ne sont d'aucune utilité ; bien plus, l'interruption de la circulation et les frais énormes qu'elles entraînent, doivent influer d'une manière très-préjudiciable sur les pays cernés, et augmenter l'appréhension causée par la maladie.

» Les seules véritables mesures de précaution, pour détourner le choléra ou pour diminuer sa force, se résument à *l'assistance des pauvres*, de cette classe de la société qui est principalement exposée à cette maladie. Il faut leur procurer une nourriture saine, leur donner des habillements et du bois pour les garantir du froid et des changements de température, et chercher tout particulièrement à séparer et répartir les familles nombreuses qui sont trop à l'étroit dans leurs demeures. Il faut enfin, dans les cas où la maladie éclate, avoir à sa disposition un personnel suffisant et des établissements pour le traitement des malades.

» Ces mesures ne coûtent pas plus cher que les cordons sanitaires, et des expériences *toutes nouvelles* confirment les heureux succès dont elles ont été couronnées. On peut citer à cet égard l'exemple de la Bavière, où des règlements et des dispositions sages et convenables ont rendu l'épidémie du choléra *très-bénigne*, en comparaison de ce qu'elle a été dans d'autres pays; mesures dont je n'hésite pas à recommander l'imitation dans le cas où le choléra menacerait de nouveau la Suisse. »

Il existe un édifiant accord entre les préceptes d'un célèbre économiste français, fondés sur l'expérience, et ceux du grand philosophe suisse, résultant de sa théorie exposée dans cet opuscule : qu'on en fasse donc son profit. Les voici :

Extrait du Journal des Connaissances utiles.

« Il n'est pas un mal, quelque grand qu'il soit, qui ne contienne en lui un principe de bien *trop souvent négligé*. Cette observation s'applique surtout avec justesse à deux épidémies : l'une *le choléra*, et l'autre *la peur*.

» Le choléra, venu de l'Inde pour nous montrer brutalement ce que l'état social dont nous sommes orgueilleux, cache encore de barbarie et d'impureté, le choléra passera pour ne revenir jamais, si le souvenir qu'il laisse est aussi long que l'effroi qu'il produisit fut grand.

» Méconnaître les besoins d'une population, la

laisser s'abrutir dans l'ignorance et dans la misère, *c'est fournir des aliments à l'infection.* Le choléra est un enseignement de la sagesse qui préside à l'ordre universel : ne soyons pas vains de notre savoir, *ne dédaignons pas la leçon !*

» Que le propriétaire, qui désire jouir en paix de son patrimoine, qui craint les maladies et la mort, se montre moins avide et plus éclairé, en consacrant une ou deux années des revenus de sa maison à la salubrifier, *à en faire disparaître les foyers d'infection.*»

A Genève, nous en avons de deux espèces dans toutes les maisons, outre les autres qui nous sont communs avec toutes les villes populeuses : ce sont les conduits et sacs des latrines, et ceux des lavoirs. L'infection permanente qu'ils entretiennent dans les appartements, fort augmentée dans les changements de temps, aurait évidemment les effets les plus meurtriers en cas d'invasion du choléra. J'appelle donc sur ce point l'attention de mes concitoyens et de tous les propriétaires, en quel pays que ce soit où existent des constructions analogues. Pour atténuer le mal, il serait facile d'établir partout des clefs mobiles à bascule, à l'instar de celles des fourneaux, pour intercepter le courant de l'air dans les conduits, après qu'on s'en est servi. Je ne parlerai pas des moyens perfectionnés, mais coûteux, bien connus et avantageusement adoptés à Paris dans le même but, parce qu'ils ne sont pas à la portée de tous ; mais l'administration est en droit, par mesure sanitaire et de police, d'ordonner l'adoption générale des clefs susdites , bien établies et fermant hermétiquement , ainsi que le curage périodique et radical des réservoirs et canaux.

A Montpellier, les inconvénients des fosses d'aisance et des lavoirs sont beaucoup moindres, parce que l'usage est d'enlever régulièrement les immondices de toutes espèces, au profit de l'agriculture ; mais il convient que la police surveille leur enlèvement *journalier* aux abords de la ville , dans les faubourgs, dans les ruelles et chemins peu passagers, où il s'en dépose de toute nature.

Revenons aux préceptes sanitaires de M. de Girardin.

« Que les locataires avertis s'éloignent de la maison dont le propriétaire récalcitrant négligera les précautions prescrites par la salubrité , et bientôt son intérêt personnel le contraindra à s'y soumettre. Il ne laissera plus, par incurie, s'exhaler des vapeurs pestilentielles, l'air nécessaire à l'existence d'un homme n'y sera plus exactement calculé , et l'on ne verra plus une seule chambre servant de refuge à toute une famille ; des taudis construits sous la pente des toits, exposés aux rigueurs des saisons, n'y seront plus l'asile destiné aux domestiques dans les plus élégantes maisons ; le propriétaire , enfin, exercera lui-même une salutaire surveillance sur la profession insalubre à laquelle se livrerait un locataire au préjudice de l'autre.

» Dans les ateliers, où on entasse les ouvriers les

uns sur les autres, comme on le ferait pour un chargement de nègres, l'air ne circule point parmi eux ; mais si la police était telle que nous le voudrions, et que les circonstances l'exigent, le nombre des maisons où l'air et la lumière sont en quelque sorte inconnus, serait fort diminué ; on ne permettrait plus des établissements insalubres au centre des villes ; les maisons des logeurs, où vingt hommes malpropres sont entassés par chambres étroites, privées d'air, seraient soumises à des règlements spéciaux et strictement maintenus ; dans les faubourgs des villes, on ne verrait plus sous les fenêtres des habitations, des ruisseaux sans écoulement, des mares noires et pestilentielles, des amas de matières corrompues, et des hommes qui végètent et languissent au milieu de ces miasmes mortels.

» Combattre la contagion permanente qui est au centre de notre pays, c'est l'office des officiers municipaux et non point des médecins ; de la législation et non pas de la thérapeutique.

» Quant aux personnes, deux préceptes hygiéniques d'une application facile et générale leur sont prescrits : *sobriété* et *propreté*.

» A des gens qui n'ont ni vêtements, ni linge de rechange, nous éviterons de prescrire de changer souvent de linge et de vêtements ; à des familles qui ne peuvent avoir qu'un logement étroit et malsain, nous ne vanterons pas les avantages d'un logement spacieux et aéré : ce serait leur rappeler durement la misère de leur condition.

» Dans les classes abruties, l'intempérance est un excès né de la privation; les meilleurs conseils répétés ne détruiront pas l'habitude, tant qu'une meilleure administration municipale ne fera pas pénétrer l'aisance dans ces classes, tant qu'une bonne instruction élémentaire et pratique ne sera pas envisagée comme le premier besoin social. »

M. de Girardin prouve ensuite, par d'ingénieux et incontestables calculs, qu'en France, 22,500,000 personnes sont réduites à pourvoir à toutes les nécessités de la vie, un tiers avec huit sols, un tiers avec six sols et demi, et un tiers avec cinq sols par jour; et il trouve dans la misère qui en résulte, et dans les imperfections administratives, *la cause et l'aliment des épidémies*. Ainsi plus des deux tiers de la population générale de ce beau pays n'a pas de quoi vivre.

Voilà ce qui fait aujourd'hui porter toutes les vues du gouvernement français sur l'amélioration *matérielle*, et sur les progrès indéfinis de l'industrie, source de l'aisance, des richesses individuelles.

C'est, en effet, un terrible argument contre l'organisation sociale telle qu'elle existe; car cet état de choses se voit plus ou moins dans tous les pays, ce qui est une nouvelle preuve que les hommes sont, par leur faute, en proie à des maux qui ne leur étaient pas destinés.

Voltaire, dans sa *philosophie*, dit « qu'à l'égard des conquérants qui abusent de leur pouvoir pour envoyer à la mort une partie des hommes, et réduisent l'autre à la misère, c'est encore leur faute s'ils souffrent ces ravages abominables, que souvent même ils honorent du nom de vertu; ils n'ont à s'en prendre qu'à eux-mêmes, aux mauvaises lois qu'ils ont faites, ou au peu de courage qui les empêche de fonder et faire exécuter de bonnes lois. »

Aide-toi et le ciel t'aidera, voilà ce que dit la Providence à l'homme. En effet, il ne doit jamais laisser engourdir les admirables facultés morales et physiques dont il est doué, à peine d'en porter la peine. Par leur bon usage, au contraire, il est assuré d'acquérir les biens spirituels, et d'échapper à la plupart de ces maux innombrables dont il est sans cesse entouré sur la terre, et qui nécessitent ce combat permanent, cette lutte à outrance qu'il faut regarder comme la tâche que Dieu lui a imposée.

FIN.

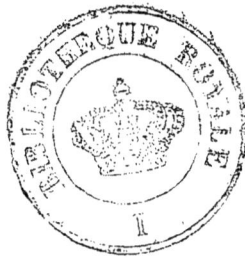

www.ingramcontent.com/pod-product-compliance
Lightning Source LLC
Chambersburg PA
CBHW071756200326
41520CB00013BA/3272